Examen.

EXAMEN

DE DEUX PASSAGES

DU LIVRE DE L'ECCLÉSIASTIQUE

OU IL EST QUESTION

DU *CHOLERA*.

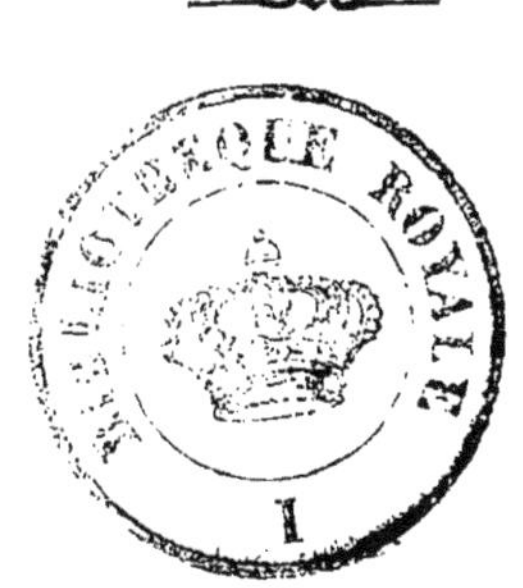

LYON,

IMPRIMERIE DE J. M. BARRET.

—

1835.

EXAMEN

DE DEUX PASSAGES

DU LIVRE DE L'ECCLÉSIASTIQUE

OU IL EST QUESTION

DU *CHOLERA*.

—◆—

Le fléau qui, depuis quelques années, ravage l'Europe occupe tous les esprits; son nom, qui n'était guère connu que des seuls médecins, est aujourd'hui dans toutes les bouches; et ce mal redouté est devenu le sujet d'innombrables écrits, pratiques ou spéculatifs. Entre autres questions, pour ne parler que de celles qui ne sont que de simple curiosité, on s'est demandé s'il fut connu dans l'antiquité; et on a pu le trouver désigné par son nom, et décrit d'une manière plus ou moins précise, dans quelques-uns des ouvrages que les anciens nous ont laissés (1). Mais peu de savans ont songé à chercher de tels renseignemens dans un livre trop peu lu dans ce siècle travaillé par le doute et livré à une triste fluctuation de croyances. Ce livre est la Bible, source féconde des vérités les plus utiles aux hommes, pour la terre comme pour le ciel, et qui renferme aussi, parmi bien d'autres objets d'études curieuses, des notions nombreuses et variées sur l'état des connaissances médicales chez les Hébreux, et particulièrement sur les maladies de ce peuple, et de quelques-uns de ses voisins. Or, dans le nombre de ces maladies bibliques, qui ont donné lieu à de savantes recherches à peine connues aujourd'hui, il faut compter le *choléra*. Celle-ci avait moins que d'autres fixé l'attention des critiques, heureux de n'avoir pas à y attacher un intérêt d'actualité. Mais quand cette calamité sème le deuil sur tant de contrées, et semble menacer les autres, il peut paraître curieux aux personnes qui s'occupent de recherches historiques, de voir cette même maladie signalée à une époque bien éloignée de notre temps ; et peut-être aussi y aura-t-il quelque chose de consolant, en même temps que de terrible, à la trouver mentionnée par les écrivains ins-

(1) Il est question du *choléra* dans les écrits d'Hippocrate, de Gallien, d'Arétée, de Pline, de Celse, etc.

pirés, dans cette longue suite de maux dont le péché a doté l'homme, mais dont la disposition, restée entre les mains du Dieu des miséricordes, faisait préférer par David le fléau de la peste, tout redoutable qu'il est, à ceux qui sont l'ouvrage de la perversité humaine (1). Qu'on me permette donc de rappeler ici ce qu'on en lit dans l'Écriture, et de le discuter brièvement : l'insuffisance des données ne me laisserait guère la possibilité d'être long, lors même que mes faibles connaissances en médecine pourraient me le permettre.

C'est dans un des derniers livres de l'Ancien-Testament, dans l'Ecclésiastique, qu'il est question du *choléra ;* et il en est parlé en deux endroits différens. « Une pénible insomnie, » dit le fils de Sirach, « le CHOLÉRA, et les tranchées » seront le partage de l'homme insatiable (ou in-» tempérant). » Tel est, dans le grec, le vrai sens de ce curieux passage (2), un peu affaibli, ce me semble, dans cette version que présente la Vulgate :

______

(1) *Melius est ut incidam in manus Domini, multæ enim miscricordiæ ejus sunt, quam in manus hominum.* (II. Reg. XXIV. 14.)

(2) La version grecque de l'Ecclésiastique est devenue pour nous une sorte de texte, l'original hébreu de ce livre ayant péri, au moins depuis le temps de St. Jérôme ; elle porte ici Πόνος ἀγρυπνίας , καὶ χολέρα , καὶ στρόφος μετὰ ἀνδρὸς ἀπλήστου.

Vigilia , CHOLERA , et tortura viro infrunito (1).
Ailleurs, le même écrivain sacré nomme encore
cette maladie, et la signale de nouveau comme
l'un des funestes effets de l'intempérance : *In
multis enim escis erit infirmitas, et appropinquabit
usque ad CHOLERAM* (2).

Voilà donc dans deux passages le propre nom
du *choléra* , et l'on peut remarquer qu'il se trouve
employé également dans la version grecque , et
dans notre Vulgate. Je dois observer encore
qu'on rencontre la même expression dans la version grecque du Pentateuque. Mais là, elle ne
semble pas désigner précisément la maladie que
nous venons de voir ainsi nommée à une époque
postérieure ; elle paraît y être prise dans un sens
figuré, pour peindre le dégoût : la Vulgate a
rendu l'expression hébraïque par *nausea* dans ce
même passage, où Dieu parle aux Israélites, qui,
dans le désert, regrettaient les viandes de l'É-
gypte : *Ut det vobis Dominus carnes, et come-
datis : ..... donec exeat per nares vestras , et
vertatur in nauseam, eo quod repuleritis Domi-
num , etc.* (3).

Il ne s'agit plus que de déterminer l'acception
du mot *cholera* dans le livre du fils de Sirach,

(1) *Eccli.* XXXI. 23.
(2) *Eccli.* XXXVII. 33.
(3) *Num.* XI. 18-20.

et de juger, autant que nous pouvons le faire, de son analogie plus ou moins complète avec l'idée qu'on y attache de nos jours.

Ainsi que je l'ai rappelé plus haut, le même terme se rencontre plusieurs fois chez quelques-uns des médecins les plus célèbres de l'antiquité, soit dans la langue des Grecs, à laquelle il appartient originairement, soit dans celle des Romains qui, plus tard, le leur empruntèrent, de même que beaucoup d'autres expressions techniques. Il y désigne une maladie bilieuse, comme son nom l'indique assez, dont l'estomac et les intestins sont le siége, et caractérisée principalement par de cruelles tranchées, des vomissemens, et des déjections alvines ; souvent encore par des contractions dans les membres, une soif ardente, le refroidissement des extrémités, etc. Telle est du moins la description qui nous en est donnée par Celse, le seul de ces auteurs dont je rapporterai ici le texte : *A visceribus*, dit-il, *ad intestina veniendum est, quæ sunt et acutis et longis morbis obnoxia. Primaque facienda mentio est* CHOLERÆ *: quia commune id stomachi atque intestinorum vitium videri potest. Nam simul et dejectio et vomitus est : præterque hæc inflatio est, intestina torquentur, bilis supra infraque erumpit, primum aquæ similis, deinde ut in ea recens caro lota esse videatur, interdum* *alba, nonnunquàm nigra vel varia. Ergo eo nomine morbum hunc* Χολέραν *Græci nominarunt. Præterea vero quæ supra comprehensa sunt, sæpe etiam crura manusque contrahuntur; urget sitis, anima deficit, quibus concurrentibus, non mirum est si subito quis moritur...... Si extremæ partes corporis frigent, etc.* (1).

Autant qu'il appartient d'en juger à celui qui n'a pas été initié aux mystères de la science médicale, ce sont bien là les diagnostiques observés par les modernes dans le *choléra;* et bien des hommes, habiles dans l'art de guérir, ne doutent pas que le *choléra* des anciens ne fût tout-à-fait identique avec les maladies que nous avons désignées par la même dénomination.

En est-il de même de celle qui porte ce nom dans les versions grecque et latine du livre de l'Ecclésiastique? Je pense qu'il y a tout lieu de le supposer, quoique les notions trop peu détaillées que l'auteur sacré nous a transmises ne permettent pas de l'établir d'une manière aussi rigoureuse qu'on pourrait le désirer. Et d'abord, c'est bien déjà quelque chose que cette identité de nom observée ainsi, et dans la Bible, et chez les écrivains de l'antiquité profane. Elle pourra paraître de quelque poids, si l'on veut bien se rappeler que cette antique version du fils de Si-

(1) *De medicina,* IV. 11.

rach fut exécutée peu après celle des Septante,
au temps de Ptolémée Évergète, ainsi que son
auteur a eu soin de nous l'apprendre (1), et
apparemment en Égypte même, où la langue
grecque, alors fort répandue, était devenue sous
les rois Lagides celle de l'autorité publique. Ces
circonstances ne semblent-elles pas garantir au
moins l'exactitude des expressions, quelques dé-
fauts qn'on puisse d'ailleurs reprendre dans le
style du traducteur; et ne peuvent-elles pas faire
présumer que le mot χολέρα dont il s'est servi,
est pris exactement ici dans le sens que les médecins grecs y attachaient à cette époque?

Cette présomption sera confirmée, si l'on rap-
proche les données que nous fournit le saint livre
des détails, bien plus étendus il est vrai, qu'on
peut puiser dans l'antiquité profane. Un fait es-
sentiel paraît du moins constaté ici : c'est la
coexistence avec le *choléra* biblique de violentes
douleurs d'entrailles. L'expression *tortura* de la
Vulgate, celle bien plus claire et plus formelle
du grec, στρόφος, qui est chez les auteurs anciens
le terme propre pour exprimer les tranchées,
semblent ne laisser aucun doute sur l'un des
symptômes les plus saillans, sinon les plus ca-
ractéristiques, de la maladie, telle que nous la
connaissons, et reviennent à ce que Celse nous

(1) *Eccli.* prolog.

a dit plus haut : *intestina torquentur*. Le même terme, χολέρα, employé ainsi que je l'ai rappelé dans le grec des Nombres , pour exprimer la nausée , et figurément le dégoût, peut fournir une autre indication : car elle autorise à admettre que le *choléra* biblique , comme celui de Celse , comme celui des modernes , était accompagné de vomissemens.

A cela j'ajouterai un autre rapprochement qui n'aura pas , sans doute , une grande force probante , mais auquel du moins , comme observation sanitaire et surtout morale , on doit attacher quelque intérêt. Dans les passages de l'Ecclé-siastique que j'ai cités, on a vu l'écrivain sacré signaler la cruelle maladie qu'il y nomme comme un des fruits empoisonnés de l'intempérance : *viro infrunito ;* épithète dont le sens est suscep-tible d'une grande extension, et qui peut s'appli-quer à tous les genres de dérèglemens (1). La médecine est ici d'accord avec la Bible, pour re-connaître les funestes effets que les excès de cette nature doivent produire plus infailliblement

(1) On la trouve appliquée à l'incontinence dans un autre endroit du même livre : *Aufer a me ventris concupiscentias, et concubitus concupiscentiæ ne apprehendant me , et animæ irreverenti et infrunitæ ne tradas me* (*Eccli.* XXIII. 6). Elle se rencontre aussi , mais rarement, dans des acceptions ana-logues , chez quelques écrivains de l'antiquité , Sénèque , Aulu-Gelle , etc.

lorsque le *choléra* exerce sa fatale influence ; et
l'expérience de tous les lieux que ce ministre
de la mort a visités n'a prouvé que trop bien
qu'il sévit d'abord, et avec plus de violence,
contre les hommes adonnés à l'usage immodéré
des boissons fermentées , aux plaisirs de la table,
ou à toute autre espèce de débauche. C'est surtout dans les temps d'invasion du fléau qu'on
éprouve la vérité de cette sentence du fils de
Sirach, à la suite d'un des versets qui font l'objet
de cette note : *Propter crapulam multi obierunt;
qui autem abstinens est adjiciet vitam* (1).

On peut donc regarder comme certain que le
choléra, tel que l'ont connu les écrivains grecs
ou latins, tel qu'on le connaît de nos jours ,
exista autrefois dans l'Orient, et chez le peuple
Hébreu. Mais était-ce simplement le *choléra* que
la médecine désigne aujourd'hui par la qualifica-
tion de SPORADIQUE : ou bien , portant avec lui
toute l'horreur d'une calamité générale; était-ce
ce grand décimateur des populations, que l'on
caractérise par le nom de l'Asie, dont il paraît
originaire ? Ici la question se complique, et devient d'autant plus embarrassante que les données
sont plus rares et plus incomplètes ; il n'est
donc guère possible que de risquer quelques conjectures : essayons.

(1) *Eccli.* XXXVII. 34.

Le *choléra*, bien certainement, n'était pas chez les Hébreux une maladie extraordinaire. De la manière dont l'Écriture en parle, de l'usage qu'elle fait de son nom pour donner une leçon de morale aux hommes chez qui la crainte devient un auxiliaire puissant de la conscience, il y a lieu de tirer cette induction, que c'était un mal fort connu de tout le monde, et par conséquent très-répandu dans ces contrées ; car le vulgaire peu éclairé ne peut guère connaître et redouter, en fait de maladies, que celles dont le spectacle a souvent frappé ses yeux, dont le nom a retenti fréquemment à ses oreilles, et qui, par-là sont de nature à réveiller chez lui des appréhensions personnelles. Cette manière naturelle et vraie de raisonner présente sous un jour au moins fort vraisemblable l'opinion que le *choléra* chez les Juifs put être épidémique, ou endémique. A défaut de renseignemens plus positifs, on peut, je crois, la fortifier encore par de nouvelles inductions.

L'Ancien-Testament ne mentionne formellement, et comme un fait historique, qu'une seule invasion de la peste, celle qui eut lieu sous le règne de David, annoncée d'avance par le prophète Gad, et qui, dans l'espace de trois jours, moissonna en Israël soixante et dix mille personnes (1) : grande leçon, sans doute, pour les

(1) II. *Reg.* XXIV. 13-25.

rois , et qui leur apprend combien les peuples
ont quelquefois à souffrir des fautes de leurs
souverains. On peut regarder aussi comme une
calamité semblable le fléau si frappant que l'Écriture nous présente comme un acte de la ven-
geance céleste , par le ministère de l'ange exter-
minateur, contre l'impie Sennachérib, roi d'As-
syrie , assiégeant Ezéchias dans la ville sainte ,
fléau qui fit périr , en une seule nuit , cent
quatre-vingt-cinq mille hommes de son armée,
et l'obligea à une humiliante et désastreuse re-
traite (1). Mais la peste, ou les maladies qu'on
désignait par ce nom , sont mentionnées bien
plus souvent dans les livres saints , quoique d'une
manière transitoire. C'est un des fléaux dont
Dieu , par l'organe de ses prophètes , menaçait
fréquemment les peuples prévaricateurs ; et pres-
que toujours il y est annoncé avec la guerre ou
la famine , ou bien avec ces deux autres fléaux
réunis. Dans un sens moral, la même calamité
fournit souvent aux mêmes prophètes et à quelques autres écrivains sacrés des comparaisons,
des métaphores , ou d'autres figures hardies,
familières , comme on sait, à la langue hébraïque
ainsi qu'aux autres idiômes de l'Orient. Enfin,
les mots *pestis*, *pestilentia*, et leurs dérivés, se
rencontrent, pour le moins, dans quarante ou

____

(1) IV. Reg. XIX. 52-35.

cinquante endroits de l'Ancien-Testament. De
tout ceci n'est-on pas fondé à conclure encore
que les maladies ainsi appelées étaient alors très-
fréquentes et très-répandues, soit chez le peuple
de Dieu, soit parmi les autres nations de ces
climats ?

Toutefois, on se tromperait étrangement si,
prenant à la lettre ces expressions de versions
plus récentes, on prétendait les restreindre à
désigner exclusivement la peste proprement dite,
celle que la science moderne reconnaît sous la
dénomination plus spéciale de *typhus* d'Orient.
Quiconque a étudié un peu soigneusement les
écrivains de l'antiquité, tant sacrés que profanes,
sait assez combien alors, dans l'imperfection des
connaissances diverses, et notamment de la médecine, les termes étaient loin encore de cette
précision rigoureuse qui leur est assignée de nos
jours. Peut-être serait-on fondé à reconnaître
une véritable peste dans un seul passage des
livres saints, quoique son nom n'y soit pas
exprimé : je veux parler de l'endroit du Pentateuque où l'on trouve décrite la sixième plaie
dont le Seigneur frappa l'Égypte, quelques détails du texte faisant naître l'idée des bubons qui
sont un des caractères spéciaux de cette maladie terrible (1). Partout ailleurs les mots *pestis,*

(1) *Exod.* IX. 8-11.

pestilentia, de notre Vulgate, et le terme cor-
respondant du texte hébreu, ne sont que des
appellations génériques, appliquées à des maladies de natures fort diverses, typhoïdes ou autres,
épidémiques ou contagieuses, sans que rien dans
le texte puisse aider à les spécifier davantage;
mais qui, toutes, avaient entr'elles un rapport
commun, celui d'étendre leur influence à la fois
sur une portion notable de la population. Ceci,
au reste, n'est point particulier à la Bible, ni à
son idiôme primitif. La même remarque peut
avoir lieu fréquemment aussi à la lecture des
écrivains de tous les pays et de tous les âges,
jusqu'aux temps qui ont vu les connaissances
médicales se répandre en se perfectionnant par
l'esprit d'observation et d'analyse. Ainsi les maladies de différentes espèces mentionnées dans les
histoires de l'antiquité, du moyen âge, et même
de quelques-uns des siècles plus récens, échap-
pent à l'appréciation de nos savans médecins,
toutes les fois que la dénomination de peste qui
leur est donnée communément ne se trouve pas
accompagnée de quelques details nosologiques
propres à éclairer sur leur nature.

Au milieu de cette incertitude où Dieu a voulu
nous laisser au sujet de ces maladies bibliques,
l'esprit de système ou de conjecture peut s'exercer
largement; mais ce n'est point, ce me semble,

admettre une simple hypothèse, que de compter dans leur nombre la maladie qui fait l'objet de cet opuscule, et qui peut vraiment s'appeler la peste d'Asie, comme la peste à bubons est celle d'Afrique (1), et la fièvre jaune, celle d'Amérique. Tout ce que nous avons vu jusqu'ici donne à cette supposition une extrême probabilité : l'existence du *choléra* chez les Hébreux et leurs voisins, reconnue dans l'Écriture ; la fréquence de cette maladie, constatée également par les livres saints ; enfin la rapidité avec laquelle la mort entassait ses victimes, aux jours de David et d'Ézéchias, peu de maladies épidémiques ou contagieuses pouvant avoir, si je ne me trompe, des résultats aussi prompts.

Serait-il donc vrai que ce terrible fléau, ministre de la justice céleste, décimant depuis tant de

(1) Quoique la peste du Levant soit, dit-on, naturalisée à Constantinople, bien des médecins regardent comme constant qu'elle est originaire de l'Égypte. Dans une lettre fort intéressante publiée il y a quelques années, et reproduite dans tous les journaux, M. le docteur Pariset attribuait la naissance de cette calamité à l'abandon de l'ancien usage d'embaumer les cadavres ; et, entre autres raisonnemens plus ou moins plausibles, il observait que la peste s'était manifestée pour la première fois précisément au quatrième siècle, époque où cette coutume cessait entièrement. Si mes conjectures sur un passage de l'Exode ne sont pas trop hasardées, la première invasion de ce fléau en Égypte remonterait à une époque bien autrement ancienne.

siècles les populations de l'Asie, aurait aussi châtié le peuple choisi du Seigneur, toujours porté à oublier sa loi sainte, et à partager l'idolatrie des Gentils, comme il châtie de nos jours les Chrétiens de l'Europe, non moins coupables, et qui, eux aussi, oubliant le seul vrai Dieu, se sont fait des dieux d'or et d'argent pour les adorer. Il ne m'appartient pas de pousser plus loin des investigations conjecturales, ni de lier les faits particuliers que je viens de signaler, à l'histoire générale du *choléra*, bien peu connue encore dans ses époques antiques : ici, il faut se taire, et se prosterner humblement.

Qu'il me soit permis cependant, en terminant cet opuscule, de rappeler aux lecteurs religieux, que la parole divine qui nous menace du fléau ne nous délaisse pas, au moment de sa présence, sans consolations et sans secours. Les remèdes des livres saints sont plus surs que ceux de la médecine qu'ils nous prescrivent d'honorer, comme créée par le Très-Haut, mais dont ils nous montrent les ressources limitées, ainsi que tout ce qui tient à l'homme, incertaines contre la maladie, impuissantes contre la mort. Pour préservatifs, nous y puiserons la tempérance, l'empire sur les passions, la paix de l'âme, fruit de la bonne conscience, moyens avoués aussi par la science médicale, et encore la pénitence qui fléchil le cœur de Dieu , et la prière qui pénètre le ciel. Ils nous donneront pour consolation cette résignation pieuse , qui des mains du Seigneur reçoit les maux comme elle a reçu les biens; et pour encourager l'humble confiance du chrétien, ils mettront sous nos yeux le plus sublime et le plus touchant des spectacles : un Dieu irrité , fléchi par les larmes de son serviteur David , et l'ange de ses vengeances s'arrêtant sur Jérusalem, et remettant dans le fourreau son glaive formidable (1).

(1) *Parcl.* XXI. 16-3o.

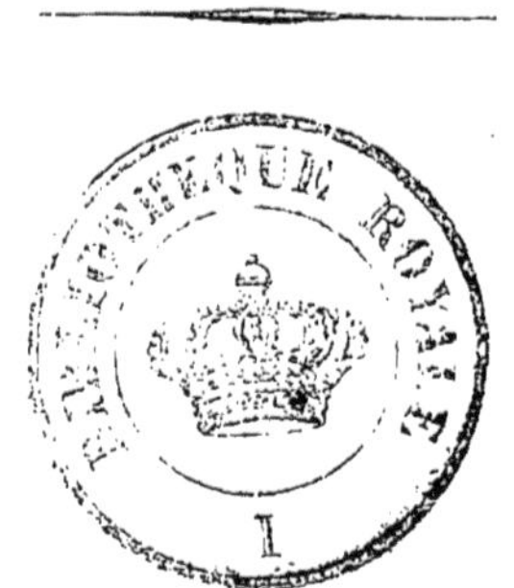

www.ingramcontent.com/pod-product-compliance
Ingram Content Group UK Ltd.
Pitfield, Milton Keynes, MK11 3LW, UK
UKHW021050120726
13693UKWH00006B/2545